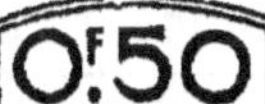

CONSULTATIONS MÉDICALES FRANÇAISES

N° 39

LES BAINS CARBO-GAZEUX
DANS LA PRATIQUE JOURNALIÈRE
(Indications — Technique — Résultats)

PAR LE Dr A. MOUGEOT
DE ROYAT-LES-BAINS
ANCIEN INTERNE DES HÔPITAUX DE PARIS

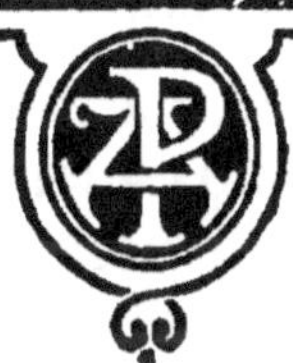

• PARIS •
A. POINAT - EDITEUR
121, B^d SAINT-MICHEL

A. POINAT, Éditeur, 121, boulevard Saint-Michel, PARIS (Ve).

NOUVELLE COLLECTION

Le Livre du Médecin

L'EXAMEN DU MALADE ET SON TRAITEMENT

PLAN DE LA COLLECTION

Le médecin, aux prises avec les difficultés continuelles de la pratique, sent constamment le besoin d'être guidé parmi les nombreuses méthodes de diagnostic et de traitement qu'on lui propose de toutes parts, mais au sujet desquelles il n'est pas suffisamment éclairé.

Nous avons cherché à ce que — dans une série de livres dont chacun est consacré aux maladies d'un appareil — le médecin trouve exposé non seulement ce qu'il doit faire dans un cas donné, mais encore comment il doit s'y prendre pour mettre lui-même en œuvre les différentes méthodes d'examen et pour instituer la thérapeutique selon tous les perfectionnements modernes.

Ces livres, où sont exposés tous les progrès de la médecine scientifique, sont néanmoins essentiellement simples et pratiques ; chacun d'eux est d'un petit format et ne dépasse pas 300 pages, conditions essentielles pour en faire un ouvrage commode à lire dans toutes les circonstances de la vie du praticien qui ne peut pas s'encombrer de gros ouvrages. C'est véritablement le "vade mecum" du médecin, et c'est une collection qui ne vieillira pas puisqu'elle sera tenue au courant par le *Journal médical français* qui, chaque mois, met au point une des questions de pratique médicale qui ont été particulièrement modifiées par les travaux récents.

CONSULTATIONS MÉDICALES FRANÇAISES
FASCICULE XXXIX

LES BAINS CARBO-GAZEUX

DANS LA PRATIQUE JOURNALIÈRE

(INDICATIONS, TECHNIQUE, RÉSULTATS)

Par le Dr Mougeot (de Royat-les-Bains),
Ancien interne des hôpitaux de Paris.

Le bain carbo-gazeux constitue une ressource thérapeutique dont le mode d'action physiologique a été étudié d'une façon très serrée et très approfondie, et la valeur curative reconnue par d'excellents cliniciens étrangers et aussi par Heftler, Merklen, en France. Très employé à l'étranger, ses indications sont nettement posées et établies sur une large expérience clinique. Je montrerai que sa technique est des plus simples, son prix de revient très peu onéreux, et par conséquent qu'il a sa place dans toute catégorie de clientèle, et j'espère que tout médecin trouvera dans cet article autant de renseignements qu'il en pourra désirer pour l'emploi judicieux, logique et fécond en résultats, du bain carbo-gazeux artificiel dans sa pratique journalière.

I. — MODE D'ACTION PHYSIOLOGIQUE ET THÉRAPEUTIQUE

Pour appliquer avec fruit ce traitement, quelques notions sur son mode d'action sont indispensables.

On sait que le bain simple à la température indifférente 34 à 35° C ne provoque aucune modification appréciable sur les systèmes circulatoires, nerveux, sur les échanges respiratoires et nutritifs. Il ne comporte qu'une action sédative lorsque sa durée est très longue.

Mais si à ce bain on incorpore un excès d'acide carbonique, l'effet est totalement différent, le gaz CO^2, en surplus de la quantité soluble dans l'eau à la pression atmosphérique, vient se fixer d'une façon élective sous forme de fines bulles sur la surface cutanée immergée. Cet excitant d'ordre chimique provoque alors une série d'effets physiologiques et thérapeutiques tels que l'action du bain carbo-gazeux est vraiment spécifique et différente de celle de tous les autres procédés hydriatiques.

Deux phénomènes d'importance capitale se passent du côté du système circulatoire :

1° La peau rougit fortement dans toute l'étendue immergée, en même temps qu'elle est le siège d'une sensation agréable de picotement et de chaleur. Il s'agit bien là d'une *vaso-dilatation périphérique active*, car le pouls capillaire augmente nettement d'amplitude.

2° Le cœur se ralentit de 4-5 pulsations chez l'individu sain, de 12 et jusqu'à 20-24 pulsations chez les tachycardiques, preuve d'une action centrale sur le cœur. Les bruits du cœur sont en même temps plus forts, mieux frappés ; le pouls plus ample et plus plein. Les aiguilles des sphygmo-manomètres décrivent des oscillations plus étendues. Tout indique une *action cardio-tonique*, et un réflexe dont le point de départ réside dans l'excitation de la surface cutanée, et la voie centrifuge comporte au moins en partie le trajet du nerf pneumogastrique.

Vaso-dilatation périphérique, c'est-à-dire abaissement des résistances périphériques, phénomène local, d'une part ; d'autre part, réflexe cardio-tonique ralentisseur, action centrale, se lisent sur les *tracés sphygmo-graphiques*. Le deuxième phénomène y est représenté par une plus forte élévation de la ligne ascendante, par sa plus grande brusquerie, par sa direction se rapprochant davantage de la verticale ; le premier, par les ondulations plus accentuées de la ligne de descente.

3° La diurèse est nettement augmentée par le bain carbo-gazeux, surtout dans les premières heures qui le suivent, mais aussi pour le reste des 24 heures, et cet effet diurétique s'accentue lors d'une série de bains. Le volume est augmenté de 250 à 500 centimètres cubes, mais aussi la teneur en chlorures, en urée ; la proportion des toxines par unité de volume est augmentée, si bien que multipliée par l'accroissement du volume des urines, l'excrétion des toxines devient énorme ; l'action diurétique du bain carbo-gazeux est élective vis-à-vis des toxines. Enfin les bains pris en série raccourcissent le temps nécessaire à l'élimination de 0,05 ou 0,10 centigrammes de bleu de méthylène ; tout démontre donc qu'*ils augmentent la perméabilité rénale*.

4° En ce qui concerne le système nerveux, on

note au sortir du bain une sensation de vigueur accrue, de sensibilité exaltée, et on constate une augmentation de l'acuité des sensations tactiles au compas de Weber (von Basch) et de la résistance musculaire à la fatigue à l'aide de l'ergographe (Mougeot). Il y a donc une action tonique sur le système nerveux.

Peut-être le lecteur s'étonne-t-il de n'avoir pas encore lu une formule définitive et univoque de l'action du bain carbo-gazeux sur la pression sanguine? Il n'y en a pas. Le bain carbo-gazeux n'est pas un procédé hypertenseur plus qu'hypotenseur. Il agit sur les deux éléments essentiels et antagonistes de la pression sanguine : l'énergie cardiaque qu'il augmente, et les résistances périphériques qu'il diminue. Aussi bien, le bain artificiel est très légèrement hypertenseur chez l'homme sain ou chez les hypotendus à la température de 34°, parce qu'il est plus toni-cardiaque que vaso-dilatateur. Le bain naturel de Royat à sa température originale de 34° est très fortement hypotenseur, parce qu'il fait une vaso-dilatation intense et une action cardio-tonique sensiblement nulle.

Si l'on donne le bain à la température inférieure à la zone indifférente, le baigneur ne perçoit qu'une sensation de fraîcheur tout à fait atténuée, par rapport à un bain ordinaire à même température, surtout si la quantité de CO^2 est considérable. La peau rougit fortement, malgré que par sa température propre, le bain serait vaso-constricteur. Les réflexes toni-nerveux, toni-cardiaques et ralentisseurs du rythme du cœur sont plus marqués que dans le bain hydro-carbonique à température indifférente. C'est pourquoi les bains artificiels sont hypertenseurs dans ces conditions; encore que les bains de Royat soient inagissant sur la pression sanguine ou encore hypotenseurs à ces températures de 30°, en raison de la prédominance de l'action vaso-dilatatrice sur l'action cardio-tonique cependant très nette à observer.

II. — TECHNIQUE. — MOD[illegible] EMPLOI

A) *Formules.* — Lorsque Huchard en 1897, Piatot en 1898, Heftler en 1900 et P. Merklen en 1903 firent connaître le bain carbo-gazeux artificiel en France, ils adoptèrent la *formule de Schott :*

3 kgr. de chlorure de sodium.
0 kgr. 300 de chlorure de calcium.
0 kgr. 250 de bicarbonate de soude.
0 kgr. 350 d'acide chlorhydrique à 25 0/0.

pour un bain faible; double dose pour un bain moyen, quadruple dose pour un bain fort.

Cette formule reproduit la composition saline des bains carbo-gazeux naturels d'une station thermale allemande, où ils sont entrés en pratique et en vogue, bien après que Gouin avait signalé les heureux effets des bains de Saint-Alban (Loire) chez certains anciens rhumatisants porteurs de lésions valvulaires.

Les chlorures sont au moins inutiles, et peut-être nuisibles comme antagonistes de l'action vaso-dilatatrice du CO^2; à lui seul le gaz carbonique est tout l'agent actif; et dès 1904, *je me suis arrêté à la formule suivante :*

1° *Bicarbonate de soude : 300 grammes pour un bain faible; 500 grammes pour un bain moyen; 1 kilogramme pour un bain fort.*

Le bicarbonate de soude sera mis dans le fond de la baignoire et se dissoudra au fur et à mesure que l'eau sera ajoutée et portée à la température choisie ;

2° *Acide chlorhydrique brut ordinaire* du commerce pesant 22° à l'aréomètre Baumé : *poids égal à celui du bicarbonate.* L'acide sera ajouté soit aussitôt après l'immersion du patient, soit de préférence immédiatement avant, en trois ou quatre fractions, séparées par un brassage du mélange. Si l'égalité de poids d'alcalin et d'acide est bien observée, on conserve un excès d'alcalin, de façon à éviter toute irritation de la peau et toute détérioration de la baignoire par l'acide.

On peut, dans le but d'éviter la manipulation d'un liquide corrosif, remplacer l'acide chlorhydrique par l'*acide tartrique*, plus onéreux; on l'emploiera lui aussi à poids égal à celui du bicarbonate de soude et on fera bien de le dissoudre, au préalable, dans de l'eau. Il est soluble et au delà dans son poids d'eau.

Le bicarbonate de soude coûte 0 fr. 60 le kilo ; l'acide chlorhydrique 0 fr. 30 ; l'acide tartrique 4 francs le kilo ; on voit que le bain carbo-gazeux est à la portée de toutes les bourses, au prix de revient minimun de 0 fr. 45 pour une concentration moyenne.

Il existe dans le commerce des tablettes généralement composées de bicarbonate de soude et de bisulfate de potasse comprimés à l'état sec, et facilement conservables à l'abri de l'humidité. Dès que ces sels se dissolvent dans l'eau du bain, ils réagissent et font effervescence en dégageant du gaz carbonique en excès.

La dose est de une à trois tablettes par bain. Plus faciles comme dosage sont les pastilles préparées par la Compagnie des Eaux minérales de Royat ; elles sont renfermées dans un étui métallique où elles ne s'éventent pas, au nombre de douze, dose pour un bain de force moyenne. En prescrivant six, huit, dix ..., dix-huit et vingt-quatre pastilles, on gradue avec la plus grande progressivité la richesse en gaz du bain.

Les pastilles dégagent le gaz CO^2 à l'état de bulles assez grosses pour que beaucoup viennent de suite crever à la surface du bain ; au contraire, la solution de bicarbonate de soude traitée par l'acide chlorhydrique ou l'acide tartrique dissous donne une effervescence avec formation de bulles gazeuses microscopiques qui restent en suspension dans l'eau, comme les molécules graisseuses à l'état d'émulsion, et adhèrent à la peau du malade, exactement comme cela se passe dans les bains naturels, qu'il faut toujours chercher à imiter dans la mesure du possible.

Il y a enfin des appareils plus ou moins coûteux et encombrants qui mélangent sous pression à l'eau du bain le gaz carbonique sortant de ces récipients en acier du commerce où il est liquéfié sous des pressions énormes. Ces appareils conviennent seulement aux hôpitaux, maisons de santé, instituts de physicothérapie, et n'intéressent pas la généralité des praticiens à qui ils ne sont nullement indispensables.

B) *Technique*. — La température, la durée du bain, sa concentration et quelques petits soins accessoires seront minutieusement prescrits par le médecin et ces prescriptions exécutées à la lettre par l'assistance du malade. Il y a deux méthodes d'application du bain carbo-gazeux qui diffèrent entre elles à tous les points de vue, de la température, de la durée, de la force du bain, etc. Dans l'une, qui répond à toutes les indications sauf une, ou technique du *bain tonique*, on combine toutes ces conditions, de façon à accentuer l'action tonique sur le cœur, sur le système nerveux, sur la tension artérielle abaissée, par une richesse en gaz rapidement progressive, une température progressivement plus fraîche, une durée courte de chaque bain, un séchage par friction vigoureuse et un repos peu prolongé au sortir du bain. Dans une cure méthodique de cette sorte, on débutera par deux ou trois bains à 34 ou 33° de force moyenne (500 grammes de bicarbonate), et de six à dix minutes de durée; les deux bains suivants seront donnés avec 600 gr. de bicarbonate, à 32°; les trois suivants, avec 800 grammes de bicarbonate, à 31°. Ainsi de suite, on suivra une progression descendante de température, ascendante en richesse de gaz, sans augmenter sensiblement la durée des bains. Les températures fraîches sont d'autant moins perçues par le malade que le bain est plus gazeux; une grande partie de la surface cutanée immergée est soustraite au contact de l'eau par les innombrables bulles gazeuses qui y adhèrent; d'autre part, la vive réaction vaso-dilatatrice s'accompagne de la sensation de cuisson, qui combat la sensation thermique inverse due au contact de l'eau à température fraîche. On descendra à 28°, avec 1200 grammes de bicarbonate, chez les nerveux; chez les insuffisants du cœur, on sera plus modéré, et les maxima seront 30° et 1000 grammes.

L'autre méthode sera employée dans le but de renforcer l'action vaso-dilatatrice, annihiler l'action toni-cardiaque, et par conséquent provoquer un résultat hypotenseur. Au contraire des cas précédents où le bain tonique, bien dirigé, donne des résultats qui ne restent pas trop loin au-dessous de ceux des stations thermales appropriées, la *méthode du bain hypotenseur*, appliquée au traitement des hypertensions artérielles et de l'insuffisance cardiaque secondaire à l'excès des résistances périphériques, ne saurait imiter que de très loin les résultats si probants, si constants, si intenses et si durables que nous obtenons dans notre clientèle thermale. Cependant, ce serait une erreur de négliger leur emploi, et ce qu'ils peuvent donner vaut encore qu'on les conseille aux hypertendus avec toutes les précautions que voici.

Le bain sera toujours entre 34° 1/2 et 35° au moment de l'immersion ; car sa température baisse d'un 1/2 degré pendant la durée du bain, qui ne doit jamais tomber au-dessous de la zone indifférente ; il sera toujours faible en concentration, 300 grammes, 400 grammes de bicarbonate, et de durée assez longue, par exemple quinze minutes les premiers bains, vingt minutes les suivants. Le séchage sera fait sans friction violente qui tendrait à élever la pression sanguine par réflexe cardiotonique consécutif à une excitation cutanée ; ce sera un épongeage avec un linge modérément chaud et bien sec, appliqué avec le plat de la main ; et suivi d'une heure de repos dans la position horizontale.

Une recommandation s'applique à tous les bains carbo-gazeux : ne pas remuer pendant l'immersion, car les mouvements chassent les bulles d'air de la surface de la peau.

*

Les bains très riches en gaz carbonique, en raison des quantités appréciables de gaz qui s'échappent de la surface du bain, doivent être donnés dans des salles spacieuses et suffisamment ventilées. Pour les bains très frais, les baignoires en bois sont préférables, parce que leurs parois sont mauvaises conductrices de la chaleur et évitent au patient l'impression de froid désagréable donnée par le contact immédiat d'une paroi métallique.

Par rapport aux repas, aucune autre précaution n'est à prendre pour les bains hydro-carboniques que celles de notions vulgaires pour les bains ordinaires : encore ces notions vulgaires exagèrent, car elles appliquent à des bains à température indifférente ou presque, et décongestionnants, les mêmes règles qu'aux bains de mer et de rivière pris à 18-20° environ.

C) ***Sur quels points devra se porter l'attention du médecin pour juger de la bonne marche d'un traitement par les bains carbo-gazeux?*** — Parmi les symptômes subjectifs accusés par le patient, il y en a dont il ne faut pas tenir compte : la sensation thermique au moment du bain. Le thermomètre sera le seul critérium consulté, et la prescription médicale suivie exactement. Quelques personnes s'habituent pour leurs bains hygiéniques à des températures notablement différentes de la zone 34 à 35 degrés ; les personnes entraînées aux pratiques hygiéniques de l'hydrothérapie froide ont tendance à abaisser la température de leurs bains ; d'autres accusent une sensation de froid jusqu'à des températures notablement supérieures. Mais en ce qui concerne l'action du bain carbo-gazeux sur le système circulatoire, le point indifférent paraît être invariablement, même chez ces sujets dont il vient d'être question, à 34-35° (in der Stroth).

D'autres symptômes subjectifs sont au contraire utiles à consulter : le bain ne doit jamais s'accompagner ni être suivi d'aucune sensation désagréable ni douloureuse.

La dyspnée doit être améliorée à la suite des bains; toutefois, une très légère sensation de pesanteur épigastrique pendant le bain est sans importance, elle fait en quelque sorte partie de l'action physiologique du bain, de même qu'une augmentation de deux ou trois inspirations par minute (action bulbaire d'une légère résorption transcutanée de CO^2). Le malade ne doit pas accuser d'insomnie.

Comme signes objectifs à surveiller, c'est d'abord le pouls, qui doit être ralenti à la fin du bain, et pour plusieurs heures; chez les insuffisants du cœur, la zone de matité cardiaque doit diminuer à la suite des bains; sinon cela indique soit que le diagnostic était incomplet, et que derrière les symptômes d'hyposystolie se cache un épanchement ou une symphyse péricardiques, ou que le myocarde est trop dégénéré, trop gravement atteint ou cède devant une trop grande augmentation des résistances périphériques pour réagir à l'action tonique et dérivative du bain (Mougeot) et que le traitement balnéaire n'est pas approprié au cas clinique.

Quelle importance faut-il attacher aux variations de la pression sanguine? Sauf des cas exceptionnels, l'intérêt du malade ne justifie une surveillance de la tension artérielle à chacun des bains; un médecin honnête se contentera de la surveiller au premier bain, et ensuite tous les 3-4 jours dans l'intervalle des bains. Chez les hypertendus, le bain doit abaisser la tension artérielle aussi bien au début du bain, que pendant toute sa durée et les premières heures qui le suivront; il faut, d'autre part, qu'en dehors de cette action immédiate des bains, la pression sanguine, mesurée à longue échéance après le bain, par exemple le matin avant le traitement, montre une tendance progressive à la baisse.

Chez les hypotendus, on verra souvent la pression se relever dès le début du bain, et c'est du meilleur pronostic. On peut voir la pression s'abaisser légèrement pendant le bain pour remonter au-dessus du point de départ quelques heures après le bain, et dans l'intervalle des bains ; et c'est encore de bon pronostic. Le symptôme défavorable consiste dans l'abaissement prolongé et durable de la tension artérielle.

En résumé, les symptômes qui montreront à un praticien consciencieux qu'il doit renoncer à poursuivre une série de bains carbo-gazeux sont : l'absence d'amélioration de la dyspnée au bout de plusieurs jours, tout symptôme pénible et immédiat de palpitation, d'angoisse, d'insomnie, d'éréthisme, l'absence de diminution de l'aire de matité cardiaque quand celle-ci était élargie au début de la cure, l'élévation de la pression sanguine chez les hypertendus, l'àbsence de relèvement dans l'intervalle des bains, chez les hypotendus.

Les praticiens sans parti pris ont appris ou verront, à l'usage, que ces symptômes d'alarme sont *absolument exceptionnels.*

III. — INDICATIONS

Les troubles circulatoires chroniques, les affections nerveuses et les maladies infectieuses aiguës constituent la triade pathologique tributaire du bain artificiel.

A) *Insuffisance cardiaque.* —L'insuffisance cardiaque mérite d'être classée en tête des indications, car c'est dans ses formes légères, débutantes, liées aux valvulites mitrales post-infectieuses, que l'on obtient du traitement balnéaire un résultat tout à fait excellent. C'est dans l'*hyposystolie mitrale au début* que le bain carbo-gazeux fait merveille. C'est dès les premiers symptômes de décompensation qu'il faut le mettre en œuvre. On recule ainsi de beaucoup l'échéance de l'asystolie, et l'emploi de la digitale. On évite aux malades les stases chroniques (poumon, foie, rein) et cela sans donner au myocarde le coup de fouet de la digitale, coup brutal et peut-être exagéré pour le faible degré d'insuffisance myocardique. On ménage ainsi heureusement ce que j'appellerai le capital myocardique, ce qu'on nommerait aussi heureusement la réserve d'énergie cardiaque dans lesquels sans doute la digitale à dose anti-asystolique fait un trou. Avec la méthode tonique des bains carbo-gazeux, on voit disparaître en peu de jours la dyspnée, la tachycardie, la dilatation cardiaque, les extra-systoles; ces résultats, s'ils sont moins immédiats qu'après la digitale, sont beaucoup plus durables; la digitale n'accumule que ses effets toxiques; le bain carbo-gazeux n'accumule que ses effets curatifs. Quand son action s'épuisera, ce sera alors l'indication de la digitale. Quand l'insuffisance cardiaque est plus avancée, on se trouvera bien de faire débuter la cure par une dose suffisante de digitale, et pendant que son effet se prolongera, la cure balnéaire sera instituée, de façon à le parfaire, l'augmenter et le prolonger. A ce stade, l'arythmie ne disparaîtra plus, mais la dyspnée sera soulagée, et le retour des stases enrayé pour un laps de temps notablement plus long que par le seul emploi de la digitale.

La grande asystolie n'est plus du domaine du bain.

Dans l'*insuffisance aortique* endocardique, le bain ne donne pas d'aussi brillants résultats ; cependant il est fort utile, surtout dans les formes tachycardiques. La méthode tonique d'application du bain, qui est le type de cure de l'hyposystolie mitrale, sera ici mitigée, surtout dans les formes avec éréthisme cardiaque. On se tiendra à une richesse moyenne en gaz et à un abaissement modéré de température.

L'*insuffisance cardiaque propre aux obèses* est encore une excellente indication du bain hydrocarbonique, qui constitue un adjuvant fort utile à ajouter au traitement principal, la diététique. Comme toni-cardiaque, comme diurétique, comme stimulant du système nerveux, comme régulateur de la pression sanguine, le bain remplit de multiples et importantes indications chez ces malades. Dans les insuffisances cardiaques que nous venons de citer, le bain artificiel produit des résultats des plus satisfaisants et comparables aux bains naturels. Il en est tout autrement des indications suivantes.

a) L'Hypertension artérielle en dehors de la néphrosclérose avancée avec bruit de galop, grande dyspnée toxique, nous donne les plus beaux résultats thérapeutiques de l'application des bains carbo-gazeux naturels de Royat. Qu'il y ait ou non *aortite*, qu'il y ait ou non *insuffisance aortique*, qu'il y ait ou non *dilatation du cœur gauche*, les résultats sont constants et parfaits quand ces complications sont absentes. Le pronostic est dans l'état anatomique du rein. Si la sclérose rénale n'est pas trop avancée, le bain améliore d'une façon durable sa perméabilité à l'eau, aux chlorures, aux toxines, aux matières azotées, au bleu de méthylène (Mougeot). En même temps que la pression sanguine s'abaisse vers la normale et souvent jusqu'à la normale, on voit disparaître les divers troubles subjectifs accusés par ces malades, et souvent aussi la tachycardie, les extra-systoles qui précèdent l'apparition des arythmies définitives. Dans ces cas, il serait cruel de ne pas essayer de faire bénéficier de la ressource du bain artificiel les malades peu fortunés ; mais ce sera en observant dans toute sa rigueur la méthode d'application hypotensive et avec une surveillance attentive.

Les arthritiques sujets aux rhumes et bronchites fréquents, qui aboutissent ainsi à l'*emphysème*, l'hypertension dans l'artère pulmonaire et à la *dilatation du cœur droit* (laquelle est précoce, et très lente dans son évolution vers le stade grave, tout en donnant dès son apparition de la dyspnée d'effort), ces arthritiques trouvent des résultats des plus remarquables à l'emploi de la cure balnéaire de Royat. Le bénéfice beaucoup moins certain du bain artificiel peut et doit être cherché pour eux, comme pour les hypertendus, et selon la même technique.

b) Parmi les Troubles fonctionnels du cœur, certains sont remarquablement soulagés par le bain carbo-gazeux : tels sont la palpitation des *névropathes*, des *anémiques*, des *dyspeptiques*. La méthode tonique leur convient dans toute sa rigueur. Les *tabagiques* sont fort soulagés également : on leur appliquera la méthode hypotensive s'il y a excès de pression sanguine, ou s'il y a aortite ; au contraire la méthode tonique s'il y a palpitations, tachycardie, fausse angine de poitrine.

Envisagé enfin comme médication symptomatique, le bain hydrocarbonique artificiel convient aux tachycardiques et non aux bradycardiques ; il convient admirablement aux dyspnées par lésions mitrales, bien aux dyspnées par insuffisance cardiaque des hypertendus et des emphysémateux, et non aux dyspnées toxiques par grosse insuffisance rénale. Les palpitations en sont très heureusement modifiées.

Les *contre-indications* sont : le stade avancé d'insuffisance cardiaque, liée à une dégénérescence profonde du muscle ; la cachexie artérielle, la grande dyspnée toxique, l'anévrisme. Dans ces cas, le malade n'a rien à gagner ; il est exposé du fait de sa maladie aux plus graves accidents qui, s'ils survenaient au cours d'un traitement balnéaire, seraient immédiatement attribués à ce traitement.

L'angine de poitrine est une indication lorsqu'elle est indépendante d'une aortite athéromateuse, lorsqu'elle est névropathique, ou liée à du vaso-spasme périphérique, à de la névrite périaortique, lorsqu'elle traduit la défaillance du cœur gauche vis-à-vis d'une hypertension artérielle encore modifiable ; je la considère comme constituant une contre-indication lorsqu'elle coexiste avec l'athérome aortique.

c) Les Varices constituent une excellente indication des bains artificiels, qui seront associés au massage. Le bain sera donné selon la technique hypotensive, et suivi d'un repos d'une bonne heure dans la position horizontale ; pendant ce repos sera pratiqué le massage, sous forme d'effleurage doux, léger, ascendant ; ainsi l'action vaso-dilatatrice du bain fait place à l'action vaso-constrictive de cette espèce particulière de massage. Cette production alternée de réflexes vaso-moteurs reconstitue dans la mesure du possible le tonus vasculaire, réveille l'activité des nerfs vaso-moteurs et provoque une action trophique heureuse sur les éléments cellulaires eux-mêmes des parois veineuses en voie de sclérose.

B) ***Affections nerveuses.*** — *a*) Les Neurasthéniques, a-t-on dit, sont tous des intoxiqués. Je crois que quelques-uns d'entre eux ont une insuffisance dynamique primitive du système nerveux. Ce qu'il y a de sûr, c'est que le bain artificiel convient surtout aux *hypotendus*, mieux qu'aux hypertendus. On voit chez les premiers la pression sanguine remonter, et parallèlement disparaître la tachycardie, les palpitations, la précardialgie, l'angoisse, la lassitude. Les bains naturels sont applicables quel que soit l'état de la pression sanguine ; ils agissent autant par leur effet diurétique et désintoxicant que par leur effet tonique sur le système nerveux.

b) Chez les Basedowiens, les Allemands emploient systématiquement le bain carbo-gazeux allié à la frigothérapie sur la nuque. Dans ces cas, les bains seront toujours donnés faibles en gaz carbonique, surtout au début, et supprimés si le malade en ressentait la moindre excitation. Étant donnée son action si nette sur le rythme cardiaque, et son action préventive de l'insuffisance cardiaque fréquente, complication du basedow, le bain a ici une indication indiscutable.

c) Les Allemands nous ont également précédés dans l'application du bain carbo-gazeux artificiel au traitement du TABES alors que depuis si longtemps on appliquait la cure par les bains carbo-gazeux naturels de Lamalou. Par une erreur singulière des cliniciens français, on avait essayé des bains de Lamalou artificiels par seule adjonction de sulfate de fer, alors que c'est grâce à l'acide carbonique libre que les bains de Lamalou, Royat, Nauheim, Œynhausen, et autres stations, ont acquis leur réputation thérapeutique. Cette erreur doit être complètement dissipée aujourd'hui. Les tabétiques, c'est notoire, se trouvent fort mal des applications chaudes; on utilisera la méthode tonique dans toute sa rigueur, comme pour les neurasthéniques hypotendus. On s'abstiendra en période de crises douloureuses, surtout s'il s'y joint de l'hypertension.

d) On a recommandé les bains carbo-gazeux naturels dans l'ATONIE VÉSICALE CHRONIQUE des tabétiques, des myélitiques, des vieux prostatiques, des vieux rétrécis; il s'agit dans ces cas d'une sorte d'asystolie du muscle vésical contre laquelle le bain carbo-gazeux peut rendre service, en provoquant un réflexe vésico-constricteur à point de départ dans l'excitation de la surface cutanée, et en tout comparable au réflexe toni-cardiaque (Laussedat).

G) ***Maladies infectieuses aiguës.*** — *a*) Le bain carbo-gazeux remplit parfaitement plusieurs des indications capitales du traitement des pyrexies infectieuses.

D'abord donné à basse température, par exemple à 28°, il remplit le rôle d'ANTIPHLOGISTIQUE, aussi bien que le bain froid, car la vaso-dilatation périphérique favorise la déperdition de calorique, cependant que, grâce à la présence de bulles gazeuses sur le revêtement cutané, l'impression de froid éprouvée par le patient est très atténuée. A tous ces points de vue, il est supérieur au bain froid qui produit un choc nerveux violent et parfois nuisible, et une vaso-constriction périphérique intense qui diminue la soustraction de calorique. Le bain carbo-gazeux sera donc préféré pour les malades chez lesquels le shok du bain froid est à éviter.

b) L'ASTHÉNIE CARDIO-VASCULAIRE est une complication grave et fréquente pouvant conduire à la mort, s'accusant par l'hypopression sanguine, le dicrotisme du pouls, la tachycardie; elle est heureusement combattue par le bain carbo-gazeux, surtout quand cette asthénie prédomine sur le cœur, quand celui-ci faiblit et se dilate devant un tonus vasculaire resté sensiblement normal. L'action tonique sur le myocarde et ralentissante sur le rythme cardiaque du bain carbo-gazeux en fait une ressource des plus utiles dans ces cas.

c) Enfin on utilisera avec grand profit dans les maladies infectieuses, aiguës, l'ACTION DIURÉTIQUE du bain carbo-gazeux, particulièrement précieuse ici en ce qu'elle porte d'une façon élective sur les toxines. Si bien que ce bain se trouve indiqué d'une façon élective, et préférable à tout autre procédé hydriatique lorsque au cours d'une pyrexie infectieuse, le clinicien se trouve devoir lutter spécialement *contre la triade symptomatique : hyperthermie, oligurie, asthénie cardiaque.*

IV. — APPENDICE

A) ***Quelques indications spéciales aux bains carbo-gazeux naturels des stations thermales françaises*** que le bain artificiel remplit mal ou pas du tout.

Elles concernent l'effet du bain carbo-gazeux sur la *nutrition générale* surtout quand ce bain est associé judicieusement au traitement interne par ingestion des eaux minérales correspondantes.

Châteauneuf, dans le Puy-de-Dôme, s'adresse d'une façon élective aux rhumatisants vrais, aigus, subaigus. Royat aux pseudo-rhumatisants arthritiques, uricémiques, aux arthritiques déprimés avec bronchites.

Dans l'anémie se recommandent les bains carbo-gazeux de toutes les stations, avec l'avantage de l'altitude pour Saint-Nectaire, du traitement interne ferrico-arsénical pour Royat, du traitement des troubles utérins pour Châteauneuf, de son efficacité sur la scrofule et le lymphatisme pour Salins-Moutiers.

Les troubles de congestion chronique du foie, du petit bassin, d'hypertension portale, les états hémorrhoïdaires chez les gros mangeurs, les dyspeptiques, les atones de l'intestin, les auto-intoxiqués du tube digestif se trouvent surtout bien des bains de Châtel-Guyon et de Salins-Moutiers.

On sait d'autre part que les bains de Lamalou s'adressent d'une façon élective aux tabétiques, aux myélitiques, aux polynévritiques; tandis que ceux de Royat ont une action élective sur tous les troubles circulatoires; ceux de Salins-Moutiers, associés à la cure interne par ingestion des eaux minérales de Brides, sur l'obésité et sur la pléthore abdominale.

De même parmi les neurasthéniques, ceux avec troubles intestinaux se trouveront pour le mieux des bains de Châtel-Guyon; ceux avec angoisse, palpitations, tachycardie des bains de Royat; pour quelques-uns ayant besoin de bains très excitants, les bains très riches en gaz de Royat et de Saint-Alban (Loire) sont les plus efficaces.

Ces indications spéciales des bains carbo-gazeux sont des faits de constatation empirique; certaines ne s'expliquent pas; d'autres s'expliquent par le fait que dans la cure, le bain joue le rôle d'un adjuvant utile; ou encore par une action particulière et très puissante du bain naturel pour ramener vers la normale la nutrition viciée d'une façon permanente, trouble essentiel des états arthritiques. Parfois, enfin, par son action dérivative contre les phénomènes de stase et de congestion chroniques.

B) Certains cas cliniques, où l'éréthisme, l'excitabilité et l'insomnie dominent, trouvent dans le bain carbo-gazeux naturel à température indifférente, une sédation fort bienfaisante et un soulagement des plus nets, alors qu'ils réagissent aux bains artificiels par de l'augmentation de l'éréthisme nerveux, par de l'excitation, et de l'insomnie. Pour ces cas cliniques, le véritable traitement à domicile susceptible de produire en partie les bénéfices d'un traitement thermal réside dans l'emploi du bain oxy-gazeux ou hydro-oxygéné. J'en ai donné la première vue d'ensemble qui ait paru dans un journal médical français (*Journal de physiothérapie*, janvier 1909). Sa préparation est simple mais coûteuse. On dissout préalablement dans l'eau du bain du perborate de soude. Immédiatement avant ou après l'immersion du malade, on ajoute du bioxyde de manganèse. Sous l'influence catalytique de ce dernier corps, le perborate devient borate, en abandonnant de l'oxygène qui passe à l'état d'eau oxygénée, et celle-ci se décompose aussitôt que formée avec dégagement d'oxygène libre gazeux à l'état naissant. Ces bulles d'oxygène sont extrêmement ténues; elles restent en suspension dans l'eau, et viennent se déposer sur la surface cutanée du baigneur.

Il ne se produit pas de vaso-dilatation superficielle, la peau ne rougit point; et par là le bain oxy-gazeux ne saurait remplir les indications du bain carbo-gazeux. Il comporte cependant une action sédative très nette qui le rend éminemment utile dans les *cardiopathies avec grande tachycardie, grand éréthisme*, dans les *troubles vaso-moteurs de la ménopause*, le *tabes*, dans ses formes où les crises douloureuses seraient facilement réveillées par un bain tonique.

Il est également prôné dans les *cardiopathies avec cyanose et grande dyspnée*; sans doute, dans ces formes cliniques, il n'est pas indifférent que l'atmosphère que respire le baigneur à quelques centimètres au-dessus de la surface de l'eau soit enrichie de l'oxygène qui se dégage toujours en quelque quantité de cette eau, au lieu qu'elle présente un excès d'acide carbonique lors de l'emploi du bain carbo-gazeux.

Autant le mésemploi du bain carbo-gazeux dans un but charlatanesque ou dirigé dans tout autre esprit qu'un sage esprit clinique, n'aboutirait qu'à disqualifier une ressource thérapeutique intéressante, autant cette ressource thérapeutique, peut-être un peu négligée en France, donnera des succès au praticien instruit, et qui, avec clairvoyance, saura la combiner avec toutes les autres grandes ressources bien appliquées de la thérapeutique physique (massage, électricité, hydriatique), d'une diététique raisonnée et de la vieille pharmacologie, suivant les indications de chaque cas clinique considéré en particulier.

70573. — Imp. LAHURE, 9, rue de Fleurus, Paris.

11. **Traitement du tabes,** par le Dr Paul SAINTON, ancien chef de clinique à la Faculté de médecine de Paris.

12. **L'avortement,** par le Dr RUDAUX, accoucheur des hôp. de Paris.

ANNÉE 1910. — *FASCICULES PARUS :*

13. **Traitement de l'urétrite chronique,** par le Dr Emile JEANBRAU, professeur agrégé à la Faculté de Montpellier.

14. **La colite muco-membraneuse,** par le Dr Jean-Charles ROUX, ancien interne des hôpitaux de Paris.

15. **Traitement des anémies,** par le Dr Maurice PERRIN, professeur agrégé à la Faculté de médecine de Nancy.

16. **Le traitement mercuriel de la syphilis,** par le Dr Joseph NICOLAS, professeur à l'Université de Lyon, médecin de l'Antiquaille.

17. **Les albuminuries chroniques bénignes et leur traitement,** par le Dr J. CASTAIGNE, professeur agrégé à la Faculté de médecine de Paris, médecin des hôpitaux.

18. **Les adénites tuberculeuses et leur traitement,** par le Dr SOUBEYRAN, professeur agrégé à la Faculté de médecine de Montpellier.

19. **Traitement de la sciatique,** par le Dr Paul SAINTON, ancien chef de clinique à la Faculté de médecine de Paris.

20. **Traitement de la tuberculose pulmonaire par la tuberculine,** par le Dr F.-X. GOURAUD, ancien chef de laboratoire à la Faculté de médecine de Paris.

21. **Traitement de l'angine diphtérique,** par le Dr L.-G. SIMON, chef de laboratoire à l'hôpital Bretonneau.

22. **Traitement médico-chirurgical de la tuberculose du rein,** par MM. J. CASTAIGNE, professeur agrégé, et A. LAVENANT, assistant du service des maladies des voies urin. à l'hôp. Lariboisière.

23 **Thérapeutique de la goutte,** par le Dr RATHERY, professeur agrégé à la Faculté de médecine de Paris, médecin des hôpitaux.

24. **Traitement abortif de l'urétrite blennorragique par les injections,** par le Dr CARLE, ancien chef de clinique dermatologique à l'Université de Lyon.

ANNÉE 1911. — *FASCICULES PARUS*

25. **L'hémophilie et son traitement,** par le Dr Marcel LABBÉ, prof. agrégé à la Faculté de Paris, méd. de l'hôpital de la Charité.

26. **La névralgie faciale "essentielle" et son traitement par les injections locales neurolytiques,** par le Dr J.-A. SICARD, professeur agrégé à la Faculté de médecine.

27. **La rétention azotée et le régime hypo-azoté au cours des néphrites,** par le Dr J. Castaigne, professeur agrégé à la Faculté de médecine de Paris, médecin des hôpitaux.

28. **Le cancer du pylore et son traitement médico-chirurgical,** par le Dr René Leriche, professeur agrégé à la Faculté de médecine de Lyon.

29. **Vaccinothérapie (technique, indications, résultats),** par le Dr A. Mauté, chef de laboratoire à l'hôpital Beaujon.

30. **Traitement des aortites aiguës et chroniques,** par le Dr L. Mayet, docteur ès sciences, ancien interne des hôpitaux.

31. **Traitement moderne des épithéliomes et autres tumeurs malignes de la peau,** par le Dr H. Bordier, professeur agrégé à la Faculté de médecine de Lyon.

32. **Traitement de l'érysipèle de la face,** par MM. J. Castaigne, professeur agrégé et P. Fernet, assistant de dermatologie à l'hôpital Saint-Louis.

33. **Traitement de la paralysie générale,** par le Dr E. Gelma, médecin de l'Asile de Maréville, à Nancy.

34. **Traitement du tétanos,** par le Dr Bosc, ancien interne des hôpitaux de Paris, médecin-adjoint de l'hôpital de Tours.

35. **Diagnostic et traitement de l'adénopathie trachéo-bronchique chez l'enfant,** par le Dr P.-F. Armand-Delille, ancien chef de clinique infantile à la Faculté de Paris.

36. **L'alimentation rationnelle du nourrisson,** par le Dr E. Terrien, ancien chef de clinique infantile à l'hôpital des Enfants-malades.

ANNÉE 1912. — *FASCICULES PARUS :*

37. **Les acnés et leur traitement,** par le Dr Paul Gastou, chef du laboratoire central et de radiologie de l'hôpital Saint-Louis.

38. **Le traitement des conjonctivites,** par le docteur F. Terrien, professeur agrégé à la Faculté de médecine, ophtalmologiste de l'hôpital des Enfants malades.

39. **Les bains carbo-gazeux dans la pratique journalière (indications, technique, résultats),** par le Dr A. Mougeot (Royat-les-Bains), ancien interne des hôp. de Paris.

40. **Les hématuries (indications thérapeutiques et médications qui les remplissent,** par le Dr J. Vires, professeur de thérapeutique à la Faculté de Montpellier.

41. **Traitement du cancer par les sels de quinine,** par le Dr J. Castaigne, prof. agrégé à la Faculté de médecine de Paris, médecin des hôpitaux.

42. **Les abcès de fixation,** par le Dr Jacques Carles, professeur agrégé à la Faculté de Bordeaux, médecin des hôpitaux.

43. **Le rhumatisme blennorragique,** par le Dr Félix Ramond, médecin des hôpitaux.

44. **Le sérum du cheval normal (son utilisation en thérapeutique),** par MM. Ch. Mongour, agrégé, médecin des hôpitaux, et Jean Fouquet, interne des hôpitaux de Bordeaux.

45. **La radiumthérapie (notions essentielles pour la pratique médicale),** par Madame Fabre, docteur en médecine.

46. **L'hygiène pratique des contagieux,** par le Dr Maurice Perrin, professeur agrégé à la Faculté de médecine de Nancy.

47. **La cure de recalcification (sa technique, ses indications, ses résultats),** par le Dr Emile Sergent, médecin de l'hôpital de la Charité.

48. **Intervention médicale dans les empoisonnements,** par le Dr L. Mayet, docteur ès sciences, ancien interne des hôpitaux.

ANNÉE 1913. — *FASCICULES PARUS :*

49. **L'instabilité thyroïdienne infantile,** *étude clinique et thérapeutique,* par le Dr Léopold Lévi, ancien interne lauréat des hôpitaux, lauréat de l'Académie de médecine.

50. **La toux émétisante des tuberculeux,** par le Dr Henri Paillard, ancien interne lauréat des hôpitaux de Paris.

51. **Étude clinique des phlébites utéro-pelviennes au cours de la puerpéralité,** par le Dr Cyrille Jeannin, professeur agrégé à la Fac. de méd. de Paris, accoucheur des hôpitaux.

52. **L'ulcère simple de l'estomac sans complications,** par le professeur agrégé J. Castaigne, médecin des hôpitaux.

53. **Les injections sous-cutanées et les lavements d'oxygène,** par le Dr Félix Ramond, médecin des hôp. de Paris.

54. **Traitement des vers intestinaux,** par MM. les docteurs M. Perrin, professeur agrégé, assistant de clinique médicale à la Faculté de médecine de Nancy et G. Thiry, chef des travaux d'histoire naturelle médicale à la Faculté de médecine de Nancy.

55. **L'injection intratrachéale vraie à haute dose et la trachéo-fistulisation,** par le Dr Georges Rosenthal, docteur ès sciences, ancien chef de clinique à la Faculté, lauréat de l'Institut et de l'Académie de médecine.

56. **Le rhumatisme tuberculeux,** par le Dr René Leriche, professeur agrégé à la Faculté de médecine de Lyon.

57. **Le traitement du paludisme,** par le Dr Ed. Benhamou, médecin des hôpitaux d'Alger.

www.ingramcontent.com/pod-product-compliance
Lightning Source LLC
LaVergne TN
LVHW050505160826
845677LV00003B/943

* 9 7 8 2 3 2 9 6 4 4 1 1 0 *